中华医学健康科普工程

颅脑与颈部血管超声检查100问

——基础篇

主 编 华 扬

中華醫學電子音像出版社
CHINESE MEDICAL MULTIMEDIA PRESS
北 京

图书在版编目（CIP）数据

颅脑与颈部血管超声检查 100 问 . 基础篇 / 华扬主编. —北京：中华医学电子音像出版社，2021.4

ISBN 978-7-83005-317-8

Ⅰ. ①颅… Ⅱ. ①华… Ⅲ. ①脑血管疾病—超声波诊断—问题解答②颈动脉疾病—超声波诊断—问题解答 Ⅳ. ① R743.04-44 ② R543.404-44

中国版本图书馆 CIP 数据核字（2021）第 038173 号

扫码免费观看
本书配套视频

颅脑与颈部血管超声检查 100 问——基础篇
LUNAO YU JINGBU XUEGUAN CHAOSHENG JIANCHA 100 WEN——JICHU PIAN

主　　编：华　扬
策划编辑：李军亮
责任编辑：宫宇婷
校　　对：龚利霞
责任印刷：李振坤
出版发行：中华医学电子音像出版社
通信地址：北京市西城区东河沿街 69 号中华医学会 610 室
邮　　编：100052
E - mail：cma-cmc@cma.org.cn
购书热线：010-51322677
经　　销：新华书店
印　　制：廊坊市团结印刷有限公司
开　　本：889 mm×1194 mm　1/32
印　　张：2.5
字　　数：75千字
版　　次：2021 年 4 月第 1 版　　2021 年 4 月第 1 次印刷
定　　价：48.00 元

内容提要

本书由多位临床经验丰富的血管超声专家选取100个超声筛查脑血管疾病时大众最为关心的诊疗、检查结果等相关问题，以一问一答的形式为大众提供科学、权威、通俗易懂的解答，旨在普及颅脑与颈部（简称脑颈）血管超声筛查脑血管疾病的相关知识，编写视角新颖，实用性强，适合广大关心脑颈血管健康的读者阅读。

编 委 会

主　编　华　扬

副主编　刘玉梅　邢英琦　贾凌云

编　者（以姓氏汉语拼音为序）

杜利勇　高明杰　华　扬　侯伟红　贾凌云

雷　娜　李　娜　李　青　李景植　李秋萍

李胜楠　刘　然　刘蓓蓓　刘雪松　刘玉梅

罗雨萌　任美杰　宋延莉　唐　煜　陶昀璐

田晓洁　王力力　夏明钰　邢英琦　许　铎

杨　洁　张　克　张　楠　张秋杰　赵　越

周瑛华　周玉莲

前　言

随着我国社会经济的发展、人口结构的变化及国民生活方式的转变，慢性非传染性疾病（简称慢病）已成为威胁人类身体健康和生活质量的重大公共卫生问题，是全球致死和致残的首要原因。2017 年，全球疾病负担的数据显示，脑卒中是人类第三大致死性疾病，具有发病率高、致残率高、死亡率高和复发率高的特点。2018 年，《中国卫生健康统计提要》的数据显示，脑卒中占我国居民死亡比例在农村人群中为 23.18%，在城市人群中为 20.52%，这意味着每 5 例死亡者中至少有 1 例死于脑卒中。《颅脑与颈部血管超声检查 100 问——基础篇》是针对脑卒中关于脑颈血管超声检查的基本问题、诊疗相关问题、检测结果相关问题等进行的基础性、科普性知识解答，希望读者通过本书对脑卒中筛查相关的脑颈血管超声检查有进一步的了解和认识。

华　扬

2021 年 2 月 22 日

目　录

第一部分

脑颈血管超声检查的基本问题

1 什么是颅脑与颈部血管超声？

颅脑与颈部（简称脑颈）血管超声是采用超声成像技术对颈部血管和颅内血管进行检查的方法，其具有无创、便捷、经济和可重复操作等优点，在临床工作中已经成为脑颈部血管疾病筛查的首选方法。

2 脑颈动脉超声检查的主要目的是什么？

脑颈动脉超声检查主要用于检测颅内动脉和颈部动脉是否存在狭窄、闭塞性病变，以及评估血管侧支循环的代偿情况。临床应用：①针对脑血管疾病进行早期筛查，可以及时发现病变，有助于早期治疗。②对于存在脑血管病变危险因素（高血压、糖尿病、高脂血症、冠心病、超重、长期吸烟、既往患脑卒中等情况）的人群，特别是具有上述3种及以上危险因素的人群，应进行脑颈部动脉粥样硬化病变的筛查，早期发现，早期治疗。③对于已经筛查出患脑颈血管狭窄或闭塞性病变的患者，随诊观察治疗的有效性。④对于即将接受手术治疗的患者，可以给予全面的术前评估，为临床提供诊疗相关的客观信息。⑤对接受颈动脉内膜切除术治疗的患者进行术中超声监测，为其保驾护航。⑥若患者行颈动脉内膜切除术，术后应对其进行长期随访，有助于观察临床疗效并指导药物治疗。

3 脑颈动脉超声检查对人体有害吗?

脑颈动脉超声检查在正确的使用下是安全的，对人体无辐射性伤害，可反复使用，适用于脑颈血管病变患者的常规筛查诊断和治疗随访。

随着我国脑卒中防治工程的推广，脑颈动脉超声检查广泛应用，其安全性也受到公众关注。超声在人体组织中的作用机制分为热效应和机械效应两大类。热指数和机械指数被纳入超声的安全标准，超声检查的声输出功率也有相应的安全指标。现在使用的彩色多普勒超声诊断仪所设定的相应参数都严格控制在安全范围内。因此，按照规范进行的超声检查都是安全的。目前，国内外均未有脑颈动脉超声检查引起有害生物学效应的报道。

4 为什么脑动脉超声和颈动脉超声要一起做？

脑颈动脉一体化超声评估是用超声的方法同时检查颈部动脉（共 11 支）及颅内主干动脉（通常为 11 支，有病变时为了判断侧支血供需要增加到 13 支或 15 支），这样做不仅可对脑颈动脉进行同步检查，更主要的原因是颅内外动脉之间相互联系、相互影响，故需要检查者拥有一体化的思维模式，联合检查以明确异常脑血流动力学的现象和变化，从而更精准地评估缺血性脑血管等疾病的相关病变部位、程度和性质。正是由于采用了脑颈动脉一体化超声评估模式，从而使超声诊断的准确率高达 98.59%，与“金标准”——数字减影血管造影（digital subtraction angiography，DSA）的检查结果具有高度一致性。

5 哪些人需要做脑颈动脉超声检查？

目前，脑血管疾病的诊疗技术水平已大大提高，医生可以提早发现血管病变，并采用内科用药、支架治疗、颈动脉内膜切除术或搭桥手术来防治脑卒中。

（1）有症状患者检查的适应证：①一侧上肢或下肢感觉麻木、无力，言语不清等。②视觉异常，一过性或完全单眼失明、视物模糊或视物双影。③头晕、恶心、呕吐，走路不稳且不能走直线，吞咽困难或呛咳。④晕厥，不明原因突然晕倒或摔倒，有短暂性意识不清。⑤双上肢的脉搏不对称等。

（2）无症状患者检查的适应证：有研究报道，无症状颈动脉狭窄的患病率为2%～18%。因此，＞40岁并合并3项及以上危险因素（高血压、高脂血症、冠心病、吸烟、长期缺乏运动或超重）的患者应进行脑颈动脉超声检查。

6 脑颈血管超声检查前需要做哪些准备？

（1）患者就医时需要携带既往的影像检查资料［包括头部计算机体层成像（computed tomography，CT）、磁共振成像（magnetic resonance imaging，MRI）、血管造影等］，向检查医生提供既往脑卒中的相关病史、危险因素（高血压、糖尿病、高脂血症、冠心病、吸烟）及病程时长。

（2）检查前，面部、眼睑、耳屏前尽量不要涂抹化妆品。

（3）检查前，患者需要去掉颈部饰物，避免穿高领衫。

（4）检查前，患者（尤其是老年患者）应正常进餐、适量饮水，以避免因血液黏稠而导致的颅脑血流速度减低，影响检查结果的准确性。

7 脑颈动脉超声检查的复查间隔是多长时间?

复查的间隔时间需要根据具体情况具体对待。主要考虑的因素包括年龄、危险因素、脑血管疾病家族史、目前有无血管病变相关异常情况、是否规律用药、血管病变的性质和既往对病变血管的治疗情况等。因此，复查的间隔时间需要医生给予个体化建议。

医生根据患者的具体情况给予建议：①对于无脑卒中高危因素且初次检查动脉无明显狭窄的患者，每 1～2 年复查 1 次即可。②对于脑卒中高危人群，建议每年定期复查。③对于血管狭窄的患者，如果是轻度狭窄，每 6～12 个月复查；如果是中度狭窄，每 3～6 个月复查；如果是重度狭窄，每 1～3 个月复查。复查后，医生应根据狭窄程度的变化及临床的症状和体征，及时调整治疗方案。④如果患者有肢体活动不利、言语不清、头晕等症状，应及时到临床专科门诊就诊，遵医嘱进行检查。

8 为什么做完数字减影血管造影、磁共振血管成像、计算机体层血管成像后还要做脑颈动脉超声检查?

计算机体层血管成像（CT angiography，CTA）、磁共振血管成像（MR angiography，MRA）和数字减影血管造影（DSA）均为血管影像学检查，每项检查的模式和侧重点会有不同，是互补关系。具体来说：X线计算机体层成像（CT）包括平扫CT和CTA，磁共振检查包括磁共振成像（MRI）和MRA，脑平扫CT和MRI主要用于检测脑实质结构改变，如有无肿瘤、出血或脑梗死等；脑CTA、MRA和DSA主要用于检查脑血管病变。超声检查的优势在于无创性，除了对血管结构进行检查外，还可以实时测量分析血流动力学变化，故其他影像学检查后还需要做超声检查。此外，血管超声检查还具有无创、简便、经济及可重复的优势。

9 为什么脑血管超声检查后患者还需要做颅脑计算机体层成像或磁共振成像?

脑血管超声与颅脑计算机体层成像（CT）及磁共振成像（MRI）均可为脑血管疾病提供可靠依据，但各有所长。脑血管超声主要通过血流动力学参数检测的方法，筛查颈动脉、椎动脉、锁骨下动脉及颅内动脉主干是否存在狭窄、闭塞性病变。而颅脑 CT、MRI 对脑组织的结构显示具有明显优势，可发现脑出血、脑梗死、颅内占位性病变等。因此，同时进行脑血管超声检查及颅脑 CT 或 MRI 等影像学检查是有必要的。

10 脑颈动脉超声检查可以发现哪些血管病变?

（1）颈部动脉超声检查的范围包括颈动脉系统、椎动脉及锁骨下动脉。其中，颈动脉系统又包括颈总动脉、颈内动脉及颈外动脉；在这些血管中，颈内动脉是最重要的，分为左右两侧，参与颅内动脉供血，分别供应同侧大脑半球的前 2/3 部分。椎动脉主要是对大脑半球的后 1/3 部分、脑干和小脑给予血流供应。

颈动脉超声对于血管病变的检查可以定位（狭窄、扩张或闭塞的部位及范围）、定量（判断狭窄程度）、定性（病因判断）评估。其中，病因判断主要是鉴别动脉粥样硬化性及非动脉硬化性病变。后者包括动脉炎、夹层、肌纤维发育不良、栓塞性非动脉硬化性疾病、外压性非动脉硬化性疾病等。最常见的是动脉粥样硬化，其发生和发展的全过程通过超声检查可随诊观察，超声检查还可深入参与预防、筛查、治疗、随访的全过程。

（2）脑血管超声包括经颅多普勒超声（transcranial Doppler,

TCD）和经颅彩色多普勒超声（transcranial color Doppler，TCCD），是无创性脑血管病变的检查方法。主要用于：①诊断颅内动脉狭窄或闭塞性病变。②诊断颅外颈部动脉狭窄或闭塞性病变导致颅内外侧支循环的开放类型。③颈动脉内膜切除术的术前评估，术中脑血流及微栓子的监测，了解术后颅内动脉血流的恢复情况。

11 年轻人在什么情况下应做脑颈动脉超声检查？

年轻人相对于老年人患脑血管疾病的风险较小，如果没有症状，没有必要常规接受脑颈动脉超声检查。但是，脑血管疾病的流行病学调查结果显示，脑卒中发病有年轻化的趋势。此外，年轻人相对于老年人，发生脑卒中在病因学方面有一些特殊性，故年轻人如果有相关脑缺血症状（如一侧肢体发麻无力、言语不清、视物双影、单眼一过性失明、头晕等），则需要及时检查，以尽快判断是否存在脑血管病变。

12 脑卒中患者做完脑颈血管超声检查后还需要检查心脏吗？

心源性脑卒中是脑卒中的重要类型之一。例如，心房颤动、栓子通过未闭的卵圆孔，可导致脑动脉栓塞。因此，脑卒中患者在进行常规的脑颈血管超声检查后，根据临床医生的建议做心电图或心脏超声等检查是有必要的。

13 超声发现脑血管狭窄，患者应该去哪个科室就诊？

一般来说，血管超声科或影像科医生可根据血管的狭窄程度进行判断并指导患者去相关科室就诊：①轻中度动脉狭窄的患者主要在神经内科或脑血管病专科门诊进行规范的药物治疗。②患者重度血管狭窄且有临床相关症状和体征时，建议去神经外科、介入治疗中心或血管外科就诊。③患者重度血管狭窄但没有症状时，可选择神经内科就诊并规范用药，也可以选择介入治疗中心或神经外科，由专业医生全面评估是否需要进行支架介入治疗或外科手术治疗。

14 脑梗死患者的脑颈动脉超声检查结果一定有问题吗？

脑梗死患者的脑颈动脉超声检查不一定有问题。因为引起脑梗死的原因有很多，有的是颅内大血管病变，有的是颅内小血管病变，还有近心端动脉粥样硬化斑块破裂或血栓脱落的栓子引起动脉栓塞。其中，人们熟知的大动脉粥样硬化是最主要的原因。另外，心源性因素，如心房颤动、心内膜炎等也可引起脑梗死。脑颈动脉超声检查主要针对颅脑和颈部大血管病变进行评估，对于脑部的小血管病变或心源性因素等导致的脑梗死，患者应进行心脏超声或其他影像学检查［磁共振成像（MRI）、磁共振血管成像（MRA）、计算机体层成像（CT）、计算机体层血管成像（CTA）］。

15 什么情况下需要进行颈动脉超声造影检查？

颈动脉超声造影检查是常规颈动脉超声检查的有效补充。当常规颈部动脉超声检查存在以下情况时，可考虑进一步行超声造影检查：①不能区分颈动脉次全闭塞和完全闭塞时；②可疑颈动脉易损斑块；③考虑为炎性病变时；④大动脉炎性病变急性期或活动期的鉴别。

16 超声造影检查前需要做什么准备？

超声造影检查应用的造影剂为六氟化硫生物壳微泡。检查前，需要明确患者是否有相关过敏史，并询问其是否存在严重的心脏病变（如不稳定型心绞痛等）。除此之外，无须特殊准备。

17 超声造影检查有什么风险?

超声造影检查一般是安全的，很少有不良反应发生，但有极少数患者由于自身特异性体质或基础疾病等，可能会发生如下不良反应：①常见的不良反应是注射部位疼痛和感觉异样；②较少见的不良反应有头痛、恶心、皮疹等；③罕见的不良反应有低血压、过敏性休克等；④检查相关死亡，迄今为止未见报道。

18 什么情况下需要做血管功能相关的脑血管超声检查?

当患者因临床症状到医院就诊时，医生对脑血管疾病的诊断主要基于影像学上的血管结构改变，判断病情的严重程度。但是，血管功能的改变与血管结构的改变并不完全一致。有的患者虽然出现了血管严重狭窄，但脑血管调节功能好，可能未出现症状。也有的患者虽然血管造影或血管超声检查的结果显示血管结构没有异常，但实际脑血管的功能已经出现异常，此时进行脑血管功能相关的脑血管超声检查，有助于制订个体化治疗方案，进行疾病预防。

19 脑血管超声如何进行脑血管功能检查?

临床常用的脑血流功能检测方法有 2 种：①二氧化碳（CO_2）血管舒缩反应性试验。医生让患者在一定时间内做屏气或过度换气的动作，记录不同呼吸状态下的脑血流、血压及 CO_2 改变，计算患者的屏气指数。屏气指数可以反映脑血管的储备功能。②脑血流自动调节功能检测。医生于患者平卧时，实时进行血压、心电图及呼气末 CO_2 变化情况下的脑血流动态变化监测，经过数据分析得到脑血流自动调节功能参数指标，一定程度上可以反映脑血流维持稳定的能力，即脑血流自动调节能力。

20 心脏起搏器植入或镶牙后还能做脑颈血管超声吗?

答案是肯定的。超声波的特性决定了其只有当观察部位被含气或金属物质遮挡时才会受到影响。体内金属的植入主要包括心脏起搏器、心脏机械瓣膜、人工关节等，血管超声检查的范围主要为四肢大血管和脑颈血管相关部位，不受体内金属植入物的影响。仅当金属植入物的位置过于靠近大血管时，如金属椎骨板植入可能影响该位置所在椎动脉的检查，受检血管可能存在探查困难，但是不影响其他节段或周围大血管的检查。

第二部分

脑卒中筛查与脑颈动脉超声检查相关问题

21 什么是脑卒中?

早在2400多年前，“医学之父”希波克拉底就将脑卒中描述为“猝不及防的瘫痪”。随着现代医学的发展，人们对脑卒中的认识日渐深刻。脑卒中又称“脑血管意外”，人们通常也将其称为“脑中风”，是一种急性脑血管疾病，是由于脑部血管突然破裂或因血管阻塞导致血液不能流入大脑，脑组织缺血、缺氧而发生坏死，导致脑组织损害和脑功能障碍性疾病的总称。

22 脑卒中的基本分类是什么?

脑卒中分为2种类型：一种是缺血性脑卒中，是由于脑血管堵塞，血液不能到达脑实质而引起的；另一种是出血性脑卒中，是由于脑血管破裂、出血而引起的。其中，缺血性脑卒中较常见，占70%～80%；出血性脑卒中占20%～30%。

缺血性脑卒中根据病因又可分为动脉源性和静脉源性：①动脉源性脑卒中，包括动脉粥样硬化病变，如血管狭窄和闭塞、血栓形成、心源性栓塞等；非粥样硬化性病变，如动脉夹层、血管炎、肌纤维发育不良、烟雾病、红细胞增多症、反常栓塞、不明原因等。②静脉源性脑卒中，多为颅内静脉血栓或静脉回流障碍继发的颅内静脉与静脉窦血栓性脑卒中。

23 脑卒中有哪些危险因素？

（1）可控性危险因素：高血压、高脂血症、糖尿病、心脏疾病、吸烟、缺乏运动、超重、不健康饮食、心理因素和饮酒等。

（2）不可控性危险因素：年龄、种族、性别、家族史等。

除了上述2类因素以外，患者还要注意情绪波动、饮食不规律、身体问题及气候变化等诱因对脑卒中的影响。

24 哪些人属于脑卒中高危人群？

高血压、心房颤动、高脂血症、糖尿病、吸烟、缺乏运动、超重、有脑卒中家族史等，均是导致脑卒中的危险因素。根据国家卫生健康委员会脑卒中防治工程委员会针对脑卒中高危人群的筛查项目规定，具备上述 3 项及以上危险因素者，或既往有脑卒中和（或）短暂性脑缺血发作病史者，均是脑卒中高危人群，应进行脑颈动脉超声检查。

25 患者出现什么表现要警惕可能发生了脑卒中？

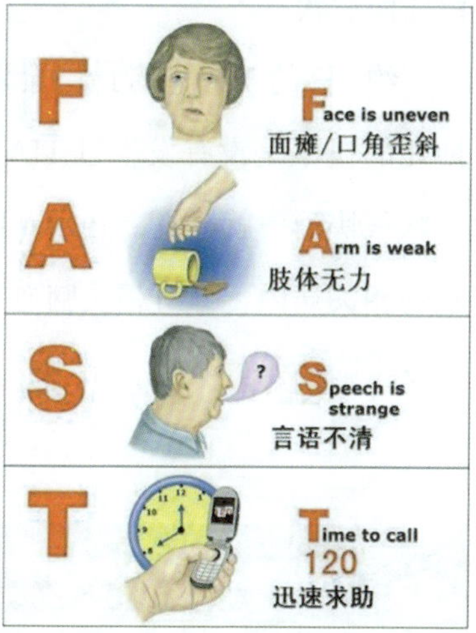

脑卒中最常见的症状可总结为 FAST 口诀：① F-face（脸），面部肌肉瘫痪，表现为一侧口角下垂、流口水；② A-arm（手臂），一侧肢体（手臂或腿）沉重无力、抬不起来；③ S-speech（讲话），吐字不清、词不达意，甚至说不出话；④ T-time（时间），当出现以上症状时，争分夺秒立即拨打“120”，将患者就近送至有“脑卒中救治绿色通道”的医院。

26 肢体无力很快就恢复了，还需要看医生吗？

患者出现肢体无力必须尽快就医，同时应进行脑颈血管超声检查，除外脑颈动脉狭窄、闭塞性病变。一过性肢体无力又称短暂性脑缺血发作（transient ischemic attack，TIA）。TIA是脑梗死发生的前兆，发作时症状与脑梗死相似，但持续时间短（常为十几分钟，多在1小时内恢复，最长不超过24小时），且缓解期不留任何症状。

约1/3的TIA患者最终会发展为脑卒中，曾患TIA者发生脑梗死的概率是没有发生过TIA者的10倍。因此，患者不能因为症状很快消失就轻视，必须到医院的专科门诊就诊，查找发生症状的相关病因，针对相关脑血管疾病危险因素进行预防用药，防止发生脑梗死。

27 一旦出现脑缺血表现，可以直接做脑颈动脉超声检查吗？

答案是不可以。对于怀疑发生脑卒中的患者，首选的检查是颅脑计算机体层成像（CT），其能够第一时间判断患者脑卒中的类型是缺血性还是出血性。CT 上，病灶呈低密度（黑色）的是脑梗死，病灶呈高密度（白色）的是脑出血。

患者应先到临床科室就诊，由临床医生进行定位、定性的初步诊断，并进行化验、CT 或磁共振成像（MRI）相关检查，排除出血性疾病，判断脑梗死的部位和范围，同时进行相应的紧急治疗。急性期后，患者可进行脑颈动脉超声检查、脑血流灌注，准确判断有无脑缺血相关的动脉粥样硬化斑块、血栓及狭窄、闭塞性病变。

28 脑动脉超声常规检查的部位有哪些？能检查哪些动脉？

脑动脉超声常规检查的部位分颞窗、眼窗和枕窗。“耳朵前上方”即颞窗，这个位置是颅骨最薄弱的区域，是声波易于透过颅骨的部位，也是检测大脑半球动脉的最佳位置。另外一个检查部位是枕窗，位于后脑枕部与颈部连接处，是检查后循环椎 - 基底动脉的入径。还有一个检查途径是经过眼窗，可检查眼动脉及颈内动脉位于颅内段部分的动脉血流信号。探头置于其他部位（如头顶）则无法达到检测血管的目的。

29 脑动脉超声可以筛查哪类脑卒中?

脑动脉超声对出血性脑卒中和缺血性脑卒中都具有诊断或监测价值。脑动脉超声主要检查位于脑内颅底动脉环的大血管，可筛查大动脉粥样硬化狭窄闭塞性病变、烟雾病、动脉炎性大血管病变，监测心源性栓塞微栓子，以及对蛛网膜下腔出血后脑血管痉挛的发生、发展和治疗恢复过程中脑部的血流动力学变化进行评估。

30 脑动脉超声检查的病变程度分类有哪些?

脑动脉超声根据动脉血流速度、频谱形态的不同，将颅内动脉按病变的严重程度分为轻度狭窄、中度狭窄、重度狭窄或闭塞。①轻度狭窄：通常提示患者已出现颅内动脉结构改变，需要控制危险因素，根据需要进行药物治疗并随访。②中度狭窄：提示血管狭窄程度已达50%以上，需要严格控制危险因素，进行药物治疗并密切随访，避免病变进展至重度。③重度狭窄或闭塞：提示患者具有脑卒中风险，需要进一步行计算机体层成像（CT）或磁共振成像（MRI），明确是否有脑梗死病灶，并行磁共振血管成像（MRA）、计算机体层血管成像（CTA）或数字减影血管造影（DSA）检查，以明确是否进行外科或介入治疗。

31 经颅多普勒超声有哪些用途?

经颅多普勒超声（TCD）是一种无创性脑血管检查方法，目前广泛应用于临床，用于判断和筛查与脑卒中相关的病变。

（1）检查颅内动脉狭窄或闭塞性病变，包括狭窄的部位和程度。

（2）检查颅外颈动脉狭窄或闭塞性病变，并判断侧支循环的代偿情况。

（3）监测脑血流微栓子，可实时发现并量化微栓子数量。

（4）进行发泡试验，有助于诊断先天性卵圆孔未闭或肺动静脉畸形，适用于头痛和不明原因脑梗死患者的筛查。

（5）检测脑血管功能。

（6）判断脑血管是否痉挛。

（7）进行术中监测，包括血管内支架植入术、颈动脉内膜切除术、血管搭桥手术、心脏手术等，实时监测脑血流与微栓子，并进行围术期脑栓塞、血栓形成及血流再灌注损伤风险的评估。

32 “双侧颞窗不穿透或透声不良”是否表示病变严重?

脑动脉超声的常规检查方法是将探头置于患者的颞窗进行

探查。颞窗位于颞骨鳞部，通常在颧弓上方、外耳道前方，是超声波检查颅内血管时探头放置的位置，也是颅骨最薄弱、易于透声的区域。因个体差异，颞窗骨质的厚薄不同，超声波穿透的结果也各有不同。据统计，10%～15%中国人的颞窗不透声，超声无法检测。另外，颞骨骨质随着年龄的增长会不断钙化、增厚，透声性也随之下降。在高龄人群中，颞窗不穿透的概率增加。因此，颞窗透声不良、不能进行检查的部分患者，可以经过眼窗及枕窗探查到颅内部分血管。如果发现可疑病变，建议患者进一步行计算机体层血管成像（CTA）或磁共振血管成像（MRA）。

33 为什么进行脑动脉超声检查时有些人看“眼睛”，而有些人不看“眼睛”？

脑动脉超声检查依赖于声窗情况，即超声需要穿过颞骨的缝隙来观察颅内动脉情况。当颞窗能够穿透时，则在颞窗（耳缘前上方）进行检查。随着受检者年龄的增长，颅骨骨缝闭合，颞窗无法穿透，则选择眼窗（闭合的眼睑上方）来对颅内动脉进行检查。此外，眼窗也是评估颅内动脉侧支循环（颈外动脉与颈内动脉间侧支通路）常用的声窗。

34 大脑中动脉闭塞患者是否完全没有血流？做超声检查的意义何在？

大脑中动脉慢性闭塞时，有可能存在侧支循环或新生血管向闭塞段大脑中动脉走行区供血，局部可以探及不连续的细小的侧支动脉血流信号，并非“一点血流都没有”。血管超声检查可以及时发现病变，评估侧支循环的代偿情况，为进一步治疗提供依据，并通过定期检查随访疾病的进展情况。

35 偏头痛就意味着“疼痛”侧的脑血管有问题吗？

偏头痛是临床最常见的一种原发性头痛，并不是偏侧头痛，而是以发作性中重度、搏动样疼痛为主要表现的头痛，可呈单侧或双侧疼痛，常伴有恶心或呕吐、畏光和畏声。颅内痛觉敏感的组织如脑血管、脑膜血管、静脉窦，以及它们周围的神经纤维和三叉神经，都可能是偏头痛发生的生理基础和传导通路。因此，偏头痛患者通常血管结构是正常的。偏头痛不代表疼痛一侧脑血管本身具有不可逆的器质性病变（如狭窄、闭塞性病变）。

36 经颅多普勒超声发泡试验是什么检查？有风险吗？

经颅多普勒超声（TCD）发泡试验是用注射生理盐水作为增强剂的经颅多普勒超声检查，是诊断心脏右向左分流 - 卵圆孔未闭为主要病因的心血管疾病的重要手段。由于部分不明原因的青年脑卒中、短暂性脑缺血发作、晕厥、无症状脑梗死、偏头痛特别是无先兆偏头痛等都可能与异常的右向左分流相关。因此，TCD 发泡试验可以用于此类疾病的病因学鉴别诊断。

实践证明，TCD 发泡试验具有较好的安全性，患者检查时取仰卧位，在肘静脉团注 0.9% 氯化钠溶液（生理盐水）微泡混悬液（生理盐水 9ml＋空气 1ml＋患者自身血液 1 滴，经反复推注、充分振荡形成）。本试验安全无痛，临床罕有患者发生不良反应。

37 总感觉头晕，是不是椎 – 基底动脉供血不足？

临床可引起头晕的原因非常多，包括后循环缺血性卒中、短暂性脑缺血发作、脑出血或脑梗死、颈性眩晕、耳石症、前庭神经细胞炎、梅尼埃病、偏头痛性眩晕、低血压及药源性眩晕等。

人们常说椎 - 基底动脉供血不足，这个概念并不准确，通常指后循环缺血性卒中、短暂性脑缺血发作或颈性眩晕，只属于头晕的少部分病因。如果是椎 - 基底动脉大血管病变导致的头晕，医生可通过脑颈动脉超声检查进行诊断。如果排除了大血管病变，医生则须结合临床给予患者其他检查，如头部磁共振成像（MRI）或计算机体层血管成像（CTA）、磁共振血管成像。

38 走路时腿不听使唤，是脑子出了问题还是腿出了问题？

导致这种情况的原因有很多。运动的协调受脑神经支配，首先就要排除脑部病变的可能，缺血、肿瘤压迫或周围神经病变都有可能是病因。另外，脊髓型颈椎病、胸腰椎疾病，或下肢骨骼、肌肉器质性病变都会出现上述临床症状。因此，患者应尽快到医院就诊，找出具体病因。

39 脑动脉超声检查是哪里疼痛就检查哪里吗？

答案是否定的。脑动脉超声检查是超声波通过颅骨较薄弱的地方，根据颅内动脉的解剖走行进行扫查。正常人的颅底存在类似“六边形”的动脉环，即 Willis 环。脑动脉超声的常见检查部位为颞窗、眼窗和枕窗，即超声波能够穿透的部位。若将探头置于头部其他位置（如头顶或后脑），声波则无法穿透颅骨，不能达到检测颅内动脉的目的。

第三部分

脑卒中筛查与颈动脉超声检查相关问题

40 检查出颈动脉斑块，一定会发生脑卒中吗?

答案是不一定。颈动脉斑块是颈动脉粥样硬化的表现，其与缺血性脑卒中的发生密切相关，但并非所有的颈动脉斑块都能引起脑卒中。现代医学研究表明，易损斑块（如形态不规则、溃疡斑块、斑块内出血等）可能会导致脑卒中。如果颈动脉超声检查发现受检者存在动脉粥样硬化斑块，其通过积极控制脑血管病相关危险因素，如控制血压、血糖、血脂及忌烟等，能显著降低发生脑卒中的风险。

41 什么是颈动脉斑块?其是如何形成的?

颈动脉是为脑部提供血液的主要动脉，相当于为脑部供血的“上游”血管，因其位于颈部，且位置表浅，现已成为检测动脉粥样硬化程度的最常用部位。正常情况下，颈动脉内-中膜厚度（intima-media thickness，IMT）<1.0mm，当其≥1.5mm时，称为动脉粥样硬化斑块。斑块的形成与许多因素相关，如高龄、遗传、超重、吸烟、高血压、高脂血症和糖尿病等，有动脉斑块就说明患者的颈动脉已出现动脉粥样硬化改变。

42 什么是动脉粥样硬化？其在超声上有哪些表现？

动脉粥样硬化主要是动脉内膜受损、脂质沉积、平滑肌细胞增生和胶原纤维增多，形成“粥糜样”含脂质坏死物质的病灶和血管壁硬化。超声主要表现为：颈动脉内-中膜不均匀增厚，形成凸向管腔的回声区，管腔内彩色血流充盈缺损，严重者可导致血管狭窄；如果斑块破裂，还将引起局部血栓形成，血管闭塞；血栓或者斑块脱落，则将导致颅内动脉缺血而继发脑梗死。

43 无吸烟、饮酒等不良嗜好就一定不会长斑块吗？

事实并非如此。斑块是动脉粥样硬化的特征性表现，它的发生原因复杂，既与吸烟、饮酒相关，又与基础疾病（如高血压、冠心病、糖尿病等）相关，还与个体的家族史、是否超重、缺乏体育运动或代谢状况有关，如高同型半胱氨酸血症。因此，无吸烟、饮酒等不良嗜好者也不一定没有动脉粥样硬化斑块。

44 颈动脉超声检查能发现哪些颈部血管病变?

颈动脉超声检查可以发现的颈部血管病变分类：①动脉粥样硬化性病变；②非动脉粥样硬化性病变，包括动脉夹层、大动脉炎、肌纤维发育不良、动脉瘤、放疗后血管损伤、颈动脉蹼、颈动脉体瘤等。

45 什么是大动脉炎？其在颈动脉超声上有哪些典型表现?

大动脉炎是指主动脉及其主要分支和肺动脉的慢性非特异性炎性疾病，好发于青年女性，又称为“东方美女病”。其在超声上表现为大动脉管壁的弥散性均匀性增厚。大动脉炎分为头臂动脉型、胸腹主动脉型、肾动脉型、肺动脉 - 冠状动脉型及混合型。

46 颈动脉斑块会引起颈部疼痛或不适吗?

颈动脉斑块通常是无症状的。一般人出现颈部不适或疼痛应考虑颈椎病、颈部软组织炎症等情况，但如果患者有一定的诱因，如颈部按摩刮痧史、疲劳驾驶或长期颈部固定的错误姿势等导致的颈部不适，建议进行颈动脉超声，除外颈部动脉夹层。患者发生急性动脉夹层时，血管走行部位可有疼痛，严重者会出现脑缺血相关症状或体征，甚至发生脑梗死。

47 颈动脉斑块会移动到大脑吗?

颈动脉斑块是颈动脉内膜受损、脂质沉积、平滑肌细胞增生坏死形成的粥糜样含脂质的坏死病灶，通常会紧密附着在颈动脉管壁内。因此，斑块本身并不会移动，但如果患者伴随脑血管病相关危险因素且控制不佳，有可能会导致斑块快速进展或斑块破裂继发血栓（易损性斑块），血栓脱落到达颅内，导致动脉栓塞，就可能引发脑卒中。

48 颈动脉斑块会不会遗传？

现代医学中有部分研究认为，遗传因素对斑块的形成有一定影响。但是，脑血管病相关危险因素（如高血压、糖尿病等）对斑块的形成有更明显的促进作用。如果家人有动脉粥样硬化斑块形成的病史，个体平日应该好好注意生活方式，控制好血压、血脂、血糖，戒烟、限酒，适当锻炼身体，建立健康的生活习惯，定期体检，做到早筛查、早防治。

49 为什么颈动脉超声检查有时候要做压颈试验？有什么风险？

压颈试验是脑动脉超声检查过程中对于交通支是否存在的进一步证实。当颈动脉存在重度狭窄或闭塞时，部分患者可能存在交通支代偿。良好的代偿可以避免患者出现严重的缺血症状，且一旦手术，可以保证术中安全。压颈试验对于大部分患者是相对安全的，因为检查过程中医生会结合颈动脉超声检查的结果，避开血管腔内的斑块部位，尤其对易损斑块尽量避免压迫。

50 为什么颈动脉重度狭窄者的症状各异？

颅内动脉、颅外动脉存在多种侧支循环，虽然不同患者的颈动脉狭窄程度相近，但侧支循环的开放与否及其代偿能力因人而异，侧支循环的代偿功能状态也不相同，故产生的临床症状不尽相同。如果侧支动脉的代偿功能良好，患侧动脉供血区无缺血表现，患者可能无任何症状或仅有轻微脑缺血症状；如果患者先天侧支血管发育不完整，或患侧动脉突然闭塞，侧支循环代偿不良，则可能突发瘫痪或言语不能。因此，患者是否有症状，不仅与病变血管的部位及狭窄程度有关，也与侧支循环的代偿功能状态有关。

51 颈动脉瘤是血管内长肿瘤了吗？其与颈动脉粥样硬化有关系吗？

颈动脉瘤并不是血管内长肿瘤了，是指发生在颈总动脉、颈内动脉、颈外动脉及分支处的管腔增宽，管壁呈瘤样向外膨出。颈动脉瘤的常见病因包括动脉粥样硬化、创伤、感染等。颈动脉瘤的危害在于动脉瘤腔内形成涡流血流，容易发生血细胞的聚集，形成附壁血栓，血栓脱落到达远端导致颅内动脉栓塞，引起脑供血异常，进而导致患者出现头晕、头痛及失语、偏瘫等脑卒中临床表现。

52 颈动脉体瘤与颈动脉瘤是一回事吗？需要手术治疗吗？

颈动脉体瘤与颈动脉瘤不同。颈动脉体瘤是发生在颈总动脉分叉部位的颈动脉体内皮细胞增生的一种化学感受器肿瘤，大多数生长比较缓慢，但是也有少数存在恶变倾向。在颈动脉体瘤增长的过程中，患者可能出现不同部位的压迫症状，压迫颈内动脉者出现头晕、晕厥，压迫咽喉者出现声音嘶哑，压迫气管者则出现呼吸困难。颈动脉体瘤确诊患者一般采取手术治疗。

颈动脉瘤是颈动脉管腔扩张，管壁向外呈瘤样膨出，如果瘤体较大，会导致动脉节段扩张、血栓形成，血栓脱落后导致远端动脉栓塞，患者可出现不同程度的脑缺血症状。最危险的情况是瘤体破裂导致颈动脉出血，可致患者窒息或休克。因此，已经确诊的颈动脉瘤患者应到有治疗能力的医院进行有针对性的干预治疗。

53 什么是颈动脉蹼？会有什么严重的后果吗？

颈动脉蹼是从颈动脉壁凸出并延伸至动脉腔内的薄膜样片状

物，其通常位于颈内动脉起始部，发病原因不明，且易误诊为动脉粥样硬化斑块或夹层或溃疡性斑块。颈动脉超声检查对颈动脉蹼的诊断有至关重要的作用，可以实时、动态、直观地显示颈动脉管壁上随心率搏动的薄膜，判定颈动脉蹼所致的管腔狭窄程度，同时除外并发动脉粥样硬化斑块或夹层的可能。结合经颅多普勒超声（TCD）或经颅彩色多普勒超声（TCCD）检查，还能检测颈动脉狭窄是否影响同侧脑血流的灌注情况。

54 年轻人出现颈动脉斑块是不是很严重？会导致脑卒中吗？

随着年龄的增长，血管内出现动脉粥样硬化斑块的风险会增加，年轻人本不属于动脉粥样硬化的患病人群，但随着饮食结构的变化、运动量减少及工作压力增加，目前发生动脉粥样硬化病变的人群较之前趋于年轻化。但是，出现颈动脉斑块的年轻人不用过分担心，脑卒中的发生与动脉粥样硬化的进展程度密切相关。颈动脉超声可以准确评估斑块的大小、稳定性及血管狭窄程度，并对脑卒中风险做出相应评估，年轻患者在控制好血压、血糖、血脂和吸烟等危险因素并增加运动的前提下，通过超声定期随访，可有效观察斑块变化及动脉粥样硬化的进展情况。

第四部分

脑卒中筛查与颈静脉超声检查相关问题

55 出现哪些症状需要做颈静脉超声检查?

如果个体有以下症状或体征，可以进行颈静脉超声检查，排除是否有颈静脉回流障碍性病变：①患者不明原因脑鸣、耳鸣；②长期头痛、视物模糊；③颈部存在包块，可能为颈静脉扩张者；④患有颅内静脉窦血栓或影像学检查发现颅内静脉窦狭窄；⑤颈内静脉置管前（如肾功能不全颈内静脉内置管透析者）或拟拔除置管前（排除有无血栓）。

56 什么是视神经鞘？视神经鞘超声检查的用途是什么？

视神经鞘是包绕视神经周围的被膜，是颅内蛛网膜下腔的延续，其间充满脑脊液，当个体出现颅内压升高时，视神经鞘内的脑脊液增多，鞘内压力增加，进而视神经鞘也会增粗。因此，通过无创性超声检测视神经鞘的直径大小，可以评估颅内压是否升高。

57 患者出现什么症状时应进行视神经鞘超声检查？

当患者出现以下症状、体征时，应进行视神经鞘超声检查：①剧烈头痛；②恶心、呕吐，特别是喷射性呕吐；③视盘水肿的表现，包括视力下降、视物模糊。另外，视神经鞘超声检查也可以作为颅内压升高患者治疗的动态随访检查方法。

58 颈静脉超声检查能发现哪些病变？

颈静脉超声检查可以发现颈内静脉局限性狭窄、长段纤细（先天发育不良）、静脉瓣膜冗长、颈静脉血栓、颈静脉扩张、颈静脉回流障碍及因颈静脉瓣膜关闭不全所致的反流时间延长等病变。

59 颈静脉超声检查的注意事项有哪些?

颈静脉超声检查的注意事项与颈动脉超声检查类似，但又有所不同，包括：①检查前准备，如穿低领衫、摘去项链等颈部饰品。②检查时受检者需要枕头高度合适，头部居中，使颈部肌肉完全放松，平静呼吸（避免深呼吸或憋气），不说话（以免影响超声测量的准确性）。③为了检测患者静脉回流是否通畅及瓣膜启闭功能是否完全，检查过程中患者要随时听从检查医生的指令做相应动作，如“深吸气”“深呼气”等。

60 相对于计算机体层静脉造影和磁共振静脉造影，颈静脉超声检查的优势是什么?

计算机体层静脉造影（computed tomography venography，CTV）和磁共振静脉造影（magnetic resonance venography，MRV）是颈静脉结构的影像学检查方法，颈静脉超声检查较前两者的优势是无创、实时、动态观察静脉管腔随呼吸运动的变化、瓣膜结构和启闭活动。另外，超声不仅能够测量静脉管腔内径、面积等结构参数，还可以通过测量血流量、流速及压力梯度等参数了解静脉血流的动力学变化，从结构和血流动力学2个方面评估静脉是否存在病变及病变类型。

61 颈静脉病变会导致脑卒中吗？其与动脉病变性脑卒中有何差异？

颈静脉病变会导致脑卒中。一部分颈静脉病变会导致颅内静脉窦血栓，继而引起静脉源性脑梗死（脑卒中）。颈静脉病变导致的脑梗死与动脉源性脑梗死不同的是，梗死范围与动脉供血区域不一致，而与静脉回流区域相关。另外，静脉性脑梗死同时合并脑出血的概率较高。

62 颈静脉狭窄患者能进行支架介入治疗吗？

颈静脉狭窄或静脉窦狭窄的患者可以进行支架介入治疗。部分局限性颈内静脉或静脉窦重度狭窄、双侧颈内静脉或静脉窦狭窄、一侧颈内静脉先天发育不良伴另一侧颈内静脉或静脉窦狭窄的患者，由于静脉回流障碍，会导致颅内压增高，进而出现视物模糊、恶心、呕吐等症状，甚至出现高颅压危象或脑疝，此时患者应在临床医生的综合评估下，判断是否符合支架介入治疗的指征，进而行颈内静脉或静脉窦的支架介入治疗。

63 颈静脉狭窄的病因有哪些?

颈静脉狭窄的病因可分为先天性（先天发育不良，主要是长段狭窄类型）和获得性两大类。获得性颈静脉狭窄的病因多为外压性（颈静脉周边肿大淋巴结，增生的骨性结构如颈椎横突或茎突，周边肿瘤压迫等）。通过超声或相关检查明确颈静脉狭窄的病因，对于治疗方案的选择具有重要的临床意义。

64 什么情况下容易出现颈静脉血栓?

一般情况下，颈静脉不易形成血栓。颈静脉血栓患者大多数有颈静脉置管病史，个别患者颅内静脉窦血栓也会蔓延至颈内静脉，出现颈内静脉血栓。另外，妊娠是容易形成静脉血栓的一个诱因，患恶性肿瘤等疾病者因其全身血液处于高凝状态，也是颈静脉血栓发生的高危人群。

65 颈静脉超声检查发现异常，为什么还需要进行颅脑计算机体层静脉造影、磁共振静脉造影检查?

颈静脉是颅内静脉（窦）回流的主要通路，多数颈静脉病变患者会同时合并颅内静脉窦狭窄或颅内静脉窦血栓。因此，颈静脉超声检查发现异常者应进行颅脑CTV、MRV检查，明确是否合并颅内静脉窦病变，从而制订全面的治疗方案。

第五部分

脑颈血管超声检查结果解读相关问题

66 颈动脉超声能分出软斑块、硬斑块吗？

大众常说血管的软斑块、硬斑块，这个提法并不科学。临床提倡以易损斑块、稳定斑块来代替软斑块、硬斑块的说法。因为易损斑块是一个多指标综合评估的概念，并不是“软”就危险，“硬”就安全。超声可以对斑块的位置、形态、大小、回声特征及纤维帽的连续性做出客观、具体的判断，而这些判断综合起来就可以对斑块的稳定性做出准确评估。

斑块的性质是动态变化的，动脉粥样硬化相关的危险因素控制得好，斑块就可能趋于稳定；反之，斑块就有可能向不稳定转化。所以，患者与其关心是软斑块、硬斑块，不如关注自己的动脉粥样硬化危险因素是否控制好了。

67 再次超声检查示斑块大小有变化，是说明进展或好转了吗?

斑块大小有变化不能简单地理解为进展或好转，需要有经验的超声医生结合多方面因素综合判断，包括斑块的形态学变化、回声性质的变化及血流动力学变化的相关分析。

人体的颈总动脉是一个正常内径为6～8mm的圆筒状结构。动脉粥样硬化斑块是立体的，位于血管腔内，类似于水管中的水垢那样堆积。在超声报告中，测量斑块通常包括纵切面的最长径和最厚径2个尺寸。斑块沿着血管生长，可能有的斑块会很长，但斑块的长度对管腔的狭窄并没有直接影响，医生应关注斑块的厚度是否增加。由于斑块是立体的，不同切面可能导致测量的角度略有偏差，这其中还与操作者的手法及知识水平密切相关，同时超声的测量精确度可以达到0.1mm，也就比一根头发粗一点。因此，报告上的数据变化了0.2mm，实际上是非常微小的，也有可能是切面或测量带来的误差，患者没有必要过度紧张。总之，斑块的大小变化是判断进展或好转的观察指标，存在一定的变异性，故医生要动态连续观察，与临床相关危险因素的检查结果相结合，进行综合分析。

68 脑颈动脉超声检查能判断脑梗死吗?

答案是否定的。脑颈动脉超声检查是对颈部、脑部主干及一级分支动脉是否存在动脉粥样硬化、狭窄及闭塞性病变进行筛查，颅内 3～4 级分支血管及穿支动脉是探查不到的。脑梗死是由于血管狭窄或闭塞或其他病因导致的脑细胞缺血坏死的病理改变，经计算机体层成像（CT）或磁共振成像（MRI）检查可以做出明确诊断，血管超声检查是做不到的，但是血管超声可以筛查与脑梗死相关的大血管病变。

例如，脑颈动脉超声检查可以观察到“灌溉田地的主要水渠”（大血管）是否通畅，有没有狭窄、闭塞，而 CT、MRI 检查可以观察到“田地中的庄稼”（脑实质组织）是否坏死（脑梗死）。因此，可能患者的血管已经出现狭窄，但脑实质组织未出现坏死，那么 CT 和 MRI 是正常的。如果能早期发现狭窄，患者可以及早治疗，预防脑梗死的发生。血管超声可以发现因主干动脉狭窄或闭塞产生的血管结构和血流动力学异常，这往往意味着脑梗死的发生风险大大增加，但不能直接诊断脑梗死或脑卒中。

69 锁骨下动脉“盗血”是“偷血”的意思吗?

通常可以这么理解。正常情况下，锁骨下动脉负责供应同侧上肢动脉，同时通过其分支椎动脉参与颅内后循环动脉的供血。当一侧锁骨下动脉发生重度狭窄或闭塞时，同侧上肢供血受到影响，故部分患者会出现患侧上肢血压减低或触摸不到脉搏等情况，尤其是患侧上肢进行抓握重物等活动中，由于上肢需要的血流量增多，就出现了通过椎动脉从颅内和（或）对侧锁骨下动脉“偷血”的现象，以满足患侧上肢的供血需要，此时患者可能会出现头晕、视物重影或模糊、眼发黑、走路不稳等颅内后循环动脉缺血的症状，这就是锁骨下动脉盗血综合征。

70 超声检查报告“颈动脉内-中膜增厚”是什么意思?

颈动脉血管壁由内膜、中膜及外膜3层构成。颈动脉超声检查测量的是内膜与中膜的联合厚度，称为颈动脉内-中膜厚度（IMT），正常值<1.0mm。若颈动脉内-中膜厚度≥1.0mm，就提示IMT增厚。就像随着年龄的增长，头发会变白、皮肤会长

皱纹一样，血管老化或动脉粥样硬化的早期表现就是颈动脉内-中膜增厚。

71 为什么计算机体层血管成像、磁共振血管成像检查没有发现血管狭窄，而脑血管超声检查却发现狭窄？

主要原因为检测血管狭窄的原理不同，有时会存在差异。①计算机体层血管成像（CTA）、磁共振血管成像（MRA）通过显示血管内径、观察血管形态来判断是否存在狭窄，以及判断狭窄程度，因存在图像后期处理和分辨率等问题，对管腔轻度狭窄往往不敏感。②经颅彩色多普勒超声（TCCD）是利用二维灰阶、彩色多普勒及频谱多普勒对管腔内血流的充盈状态，以及各段血管（包括狭窄远端）的血流速度、声频、血管搏动指数和频谱形态进行综合评估，故可以更加客观、准确地对血管的狭窄程度进行判断，且对轻度狭窄的诊断敏感性明显优于CTA、MRA。③由于成像原理的差异，CTA、MRA可以观察到动脉的3～4级分支，而TCCD仅能观察到主干动脉的血流充盈状态，因受声窗的影响，个别患者由于无透声窗，影响了TCCD检查结果的准确性。因此，临床医生会根据患者的实际情况对多种检查的结果进行综合判断，并没有哪一项检查可以完全取代另一项检查。

72 双上肢的血压不一致，哪一侧的血压是正常的？

正常人的双上肢血压可能不完全一致，这可能与姿势、测量误差、血管先天变异等原因有关。但双上肢的血压相差通常小于20mmHg，如果多次测量发现双上肢的收缩压相差超过20mmHg，可以明确提示血压减低一侧上肢的供血动脉[锁骨下动脉和（或）腋动脉和（或）肱动脉]存在狭窄或闭塞性病变。对于出现此类情况的患者，上肢血压应以相对高的一侧为准，同时建议其到相关医院进行上肢和颈部血管的超声检查，明确血管病变的性质，及早进行治疗。

73 为什么血管超声检查未见异常，患者却依然有头晕的症状？

头晕的原因有很多，高血压、直立性低血压、颈椎病等是常见病因。脑颈血管超声检查能够发现动脉粥样硬化性后循环动脉狭窄或闭塞、先天性椎动脉发育不良、锁骨下动脉盗血，以及少见的病因如椎动脉夹层等，但除此之外还需要结合其他影像学或功能学检查才能明确诊断。

74 因为头痛做了脑血管超声检查，诊断为“血管痉挛”，可信吗？

脑血管痉挛多见于蛛网膜下腔出血、脑外伤、神经外科手术后等情况。非上述原因出现的头痛应首先进行头痛的分类，如是原发性头痛还是继发性头痛，如果是原发性头痛，要区分是偏头痛还是紧张性头痛。脑血管痉挛所致的头痛很少见，经颅多普勒超声（TCD）检测的血流速度若出现普遍升高，还须密切结合病史进行仔细鉴别，排除血压、药物、代谢性疾病或患者精神紧张、屏气等因素的影响。

75 颈动脉狭窄是先天的还是后天的？

超声报告中的“颈动脉狭窄”绝大部分都是后天造成的，多与动脉粥样硬化性病变相关。另外，颈动脉狭窄也与高龄、长期高血压、高脂血症、糖尿病、吸烟等因素密切相关，如果上述危险因素不能有效控制，动脉粥样硬化性血管狭窄的程度将进一步加重，甚至完全闭塞，导致脑梗死。只有少数患者是由于先天因素造成颈动脉狭窄，主要包括先天性血管壁发育不良等，在超声报告中往往提示“颈动脉全程狭窄（生理性发育不良）”。

76 椎动脉走行变异是病吗?

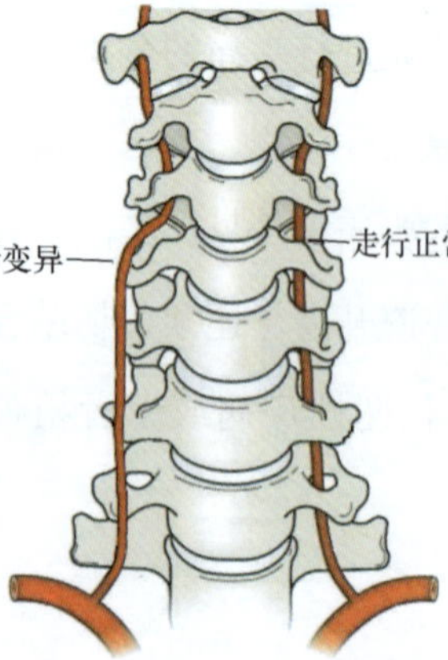

椎动脉走行变异不是病，是一种常见的先天发育异常。正常的椎动脉自锁骨下动脉发出后进入第6颈椎横突孔，上行并穿行第1～6颈椎横突孔后经枕骨大孔入颅。如果椎动脉在第6颈椎以上的横突孔进入，则称为椎动脉走行变异。左图示正常的椎动脉和走行变异的椎动脉，可以看到走行变异侧的椎动脉下半段走行在颈椎横突孔之外，没有骨性结构的保护。因此，当患者猛转头或进行颈部按摩时有可能由于横突压迫而导致这一段椎动脉受压，进而引起夹层等血管损伤。椎动脉走行变异虽然不是病，但超声检查发现此类异常，患者仍应注意避免上述原因带来的风险。

77 椎动脉生理性细是什么意思？需要手术吗？

椎动脉生理性细是指某一侧或双侧椎动脉全程内径发育较正常值偏细，属于椎动脉先天变异的一种，无法通过手术治疗得到改善。

大部分生理性管径细的椎动脉的内径在 2.0～2.5mm，此时椎动脉的血流量仍在正常范围内，不会对任何脑血流灌注造成影响。个别患者一侧椎动脉内径小于 2.0mm 且超声证实血流量减低，对侧椎动脉多伴有管径相对增宽，称为优势椎动脉，其代偿供血也可以满足颅内供血的需求。因此，此类患者需要做的就是控制好血压、血脂、血糖、冠心病、吸烟等动脉粥样硬化的危险因素，防止椎动脉因为动脉粥样硬化的发展进一步加重狭窄程度，甚至闭塞，导致椎动脉供血异常，继发脑缺血的临床症状或体征。

78 椎动脉闭锁和闭塞有区别吗？该怎么办？

两者有区别。闭锁是指由于椎动脉先天发育纤细，没有正常的管腔结构，故也就不具有供血的功能。闭塞是指椎动脉本身发育正常，由于动脉粥样硬化、夹层等原因导致原有的管腔被斑块、血栓等填充而无血流通过。因此，对于超声检查诊断为椎动脉闭锁的患者，病变侧无须处理，但要控制动脉粥样硬化相关的危险因素（如高血压、高脂血症、糖尿病、吸烟等），降低对侧椎动脉粥样硬化性狭窄、闭塞的发生风险。

79 脑血管超声检查后是否需要做其他影像学检查?

应根据具体情况决定。①当患者经脑部的声窗检查受限时（声窗透声不良），脑血管超声无法完成正常透声良好条件下全部脑动脉的常规检查，应结合颈动脉超声检查的结果，提示临床进一步进行其他影像学检查。②对于颈部血管超声检查结果显示存在重度狭窄或闭塞的患者，且其出现脑缺血相关症状或体征时，临床医生会进一步让患者进行其他影像学检查。③对于颈部血管超声检查结果显示未见异常或轻度狭窄的患者，且其没有脑缺血的相关症状，临床医生同样也是根据临床表现决定该患者是否还需要进行其他影像学检查。

80 报告上的颈动脉狭窄程度为什么是个范围？能更精确些吗?

根据国际和国内超声检查的专业诊断标准，颈动脉狭窄程度分为轻度（血管狭窄程度<50%）、中度（血管狭窄程度50%～69%）、重度（血管狭窄程度70%～99%）及闭塞。此标准也与诊断血管狭窄的“金标准”数字减影血管造影（DSA）是一致的。超声对管腔狭窄的诊断是结合管径、流速和流速比值的综合诊断模式，单纯以管径测量得出类似72%、63%这样的数值是不准确的，受测量切面、角度等误差的影响更大。因此，国内外的超声诊断标准不采用所谓“精确”的狭窄测量。此外，同一狭窄程度范围的临床治疗原则是一致的。例如，75%和85%的狭窄程度均属于重度狭窄，治疗方法是一致的，故医生只需要关注狭窄程度范围，即可为临床治疗方案的选择提供重要依据。

81 超声检查提示交通支开放，是什么意思?

交通支开放是正常供血通路出现供血明显减低（血管出现重度狭窄或闭塞）时，机体自身的一种保护性代偿机制，侧支循环代偿良好的患者可能不会出现明显的临床症状。举例来说，就是主干河流不畅，水流通过旁支溪流到达目的地达到灌溉的目的。患者一旦需要手术治疗，侧支循环代偿良好的患者的手术风险也会相对低一些。血管超声可以无创进行交通支开放的评估，并且可以进行交通支代偿潜力的定量评估，在这方面比计算机体层血管成像（CTA）、磁共振血管成像（MRA）、数字减影血管造影（DSA）更具有优势。

82 超声造影提示颈动脉斑块有新生血管该怎么办？

检查结果提示斑块内新生血管丰富，是易损斑块的重要特征之一，有可能引起狭窄程度进展、斑块破裂、血栓形成、栓子脱落，进而导致脑卒中。患者应及时就诊，积极控制血压、血脂、血糖等动脉粥样硬化的危险因素，给予抗血小板、降脂稳定斑块等治疗，并积极定期随访。

83 转颈试验阳性是什么意思？

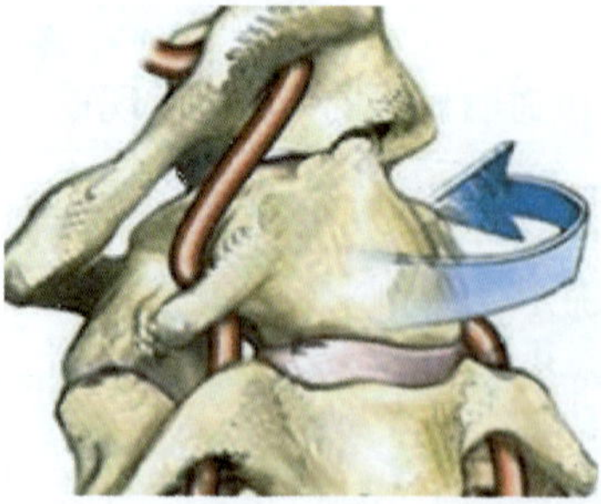

转颈试验阳性通常指在平躺头正位时椎动脉血流通畅且流速正常，但当患者头向一侧大幅度旋转或过度后仰时，椎动脉受压，流速明显减低，甚至消失的现象。从左图可以看出，由于椎体旋转，走行于横突孔内的椎动脉也会随之拉伸扭曲，如果双侧椎动脉转颈试验阳性，患者可能出现视物双影、头晕，甚至意识丧失，导致后循环缺血性脑梗死。动脉粥样硬化发生后，由于血管弹性减低，血管更容易受到体位影响，故此类患者在日常生活中要多加注意，避免转颈试验的姿势。

84 血管超声检查提示双侧颈动脉闭塞，是大脑缺血了吗?

事实上，大脑里存在前循环和后循环 2 个供血系统，分别由双侧颈动脉和双侧椎动脉、基底动脉向颅内供血。2 个系统之间由双侧后交通动脉相连，当双侧颈动脉闭塞时，由于后交通动脉的存在及脑膜支动脉的代偿，后循环会向前循环代偿供血，但由于双侧主干大血管已经闭塞，剩余动脉的代偿潜力有限，故患者很可能频繁出现短暂性脑缺血发作，甚至进一步发生脑梗死，其必须严格控制好自身动脉粥样硬化的危险因素，避免低灌注（如出大汗、腹泻等）发生，并及时就医。

85 超声检查发现一侧椎动脉先天细，会遗传吗?需要带孩子做检查吗?

一侧椎动脉全程内径偏细，一般由先天发育不良引起，具有一定的家族遗传性，一般不会引起明显的临床症状，但在过度转颈、颈部弯曲等情况下，可能导致优势椎动脉（对侧相对粗大的、主要供血的动脉）受压，引起后循环短暂性血流灌注异常，部分患者会出现头晕等缺血症状。该类患者在临床上无须特殊治疗，应注意减少过度转颈动作，避免长时间颈部固定姿势及颈部外源性损伤。若孩子出现过上述相关症状且不明原因，可以通过超声检查除外一侧椎动脉先天性发育细的可能，指导其生活中的注意事项。

第六部分

脑颈动脉病变治疗和随访相关问题

86 怎样才能使血管不长斑块？

引起血管斑块的危险因素包括可控因素和不可控因素。其中，不可控因素主要包括家族史、性别（男性）、年龄增长等；可控因素主要包括高血压、高血糖、高脂血症、冠心病、吸烟、超重、缺乏体育锻炼、高盐高脂饮食等。

绝对不产生血管斑块是不可能的。患者能做到的是尽量减少和控制以上的可控风险，这些因素都会导致血管内皮损伤，使脂质更容易沉积在血管壁上，从而诱发斑块体积增加。因此，患者发现血管斑块后应积极进行血压、血糖、血脂的控制，戒除吸烟、饮酒等不良习惯，合理膳食，适量运动，保持良好的心态，这样才能最大限度延缓斑块的进展。

87 怎样使血管斑块牢固不易破裂？

血管斑块破裂多是在易损斑块的基础上发生。易损斑块的出现是患者未及时治疗或控制脑血管病变相关危险因素，如长期高脂血症、血糖超标、血压升高、吸烟等，导致斑块体积增长、斑块纤维帽断裂、斑块内出血，继发斑块破裂。因此，对于具有上述危险因素的患者，要规范药物治疗，积极控制动脉粥样硬化相关危险因素，建立良好的生活方式。患者通过脑颈血管超声检查可以了解自身是否存在动脉粥样硬化斑块及斑块的易损性，延缓斑块的增长和降低斑块破裂的风险。

88 血管内长了斑块，怎样才能去掉？

血管内的斑块一旦出现是不会自己消失的，且不容易消除。斑块的形成与不良的生活习惯及动脉粥样硬化相关危险因素有很大关系。因此，想要让斑块消失，患者首先要改变不良的生活习惯，如久坐、高盐高脂饮食、熬夜、吸烟和酗酒等；在医生的指导下用药，针对脑血管病危险因素进行合理治疗，不要听信广告和偏方，尤其提醒老年朋友，颈动脉斑块吃任何保健品都没有治疗作用。

89 颈动脉超声检查发现斑块，是否一定要服用降脂药？

随着年龄的增长，大部分人群都会发生动脉粥样硬化斑块。因此，个体发现斑块首先不要紧张。斑块的主要成分是脂质，降低血液中的脂质成分就是控制斑块的生长原料，有助于防止斑块增长。

目前，国内外相关专家共识指出，颈动脉斑块造成血管狭窄＞50% 者，无论血脂是否异常，都需要在医生的指导下进行规范治疗，以他汀类降脂药为主。他汀类药物不仅可以降低血脂，更重要的作用是稳定斑块、减缓斑块的增长、防止斑块破裂、预防血栓或栓塞性脑血管病的发生。

90 发现动脉粥样硬化斑块后能运动吗？它会不会转移到大脑？

动脉粥样硬化是由于血管内皮细胞功能受损，继而发生炎症反应和氧化还原等一系列复杂的过程，最终形成斑块，斑块内组织和表面纤维帽构成斑块相对完整的结构。

控制脑卒中相关危险因素是动脉粥样硬化斑块相对稳定的基

本。稳定的斑块与血管壁结合紧密，是不会因为运动脱落并移行到大脑的。适当的体育锻炼有利于降低血脂和稳定血压等。因此，若经过检查发现动脉粥样硬化斑块，患者应了解斑块的基本特征，尽早加强自身危险因素的控制。

91 什么样的斑块需要超声复查？隔多长时间复查？

超声对斑块特征的专业评估可以根据回声特征、形态特点、纤维帽是否完整等进行不同分类。通常来说，低回声斑块以脂质或出血为主，形态不规则斑块可能由于血流动力学作用造成表面破损，而纤维帽的不完整则标志着斑块易损，凡符合以上特征者均归类于“易损斑块”。斑块导致血管狭窄程度≥50%但<70%者，通过积极、规范的药物治疗且相关血脂、血糖等血液生化检验指标正常者，1年复查1次；血管狭窄程度≥70%者，相关检验指标正常，无论是否出现临床症状，可3～6个月复查1次；出现脑缺血或脑卒中临床表现者，应尽快到有脑卒中急症救治能力的医院诊治。

92 如果超声检查发现颈动脉易损斑块，有哪些注意事项？

若超声检查发现颈动脉易损斑块，患者应及时就医，根据医嘱规范进行药物治疗。目前，公认为他汀类药物具有稳定斑块的作用。此外，患者相关的脑血管病变危险因素的控制情况对于颈动脉斑块的稳定性具有重要意义。例如，高血压患者的血压稳定性、糖尿病患者血糖水平的调控、高脂血症患者降脂治疗的有效性和达标率、是否保持健康的生活方式等，这些影响因素均与斑块的稳定性直接相关。

93 颈动脉斑块是否需要立刻进行手术治疗?

颈动脉斑块是随着年龄的增长在各种危险因素的共同作用下逐步形成并进展的。多数情况下，斑块进展缓慢，且在药物治疗下维持稳定，不会引起任何临床症状，无须手术。少数斑块进展迅速，如果未及时发现或合理进行药物治疗，则可能引起临床症状。此时，患者须及时就诊，经超声检查确认是否存在易损斑块和血管狭窄的程度。若在规范的药物治疗后仍无好转，经临床进一步检查确定存在与斑块相关的脑缺血或脑卒中，应由临床医生告知是否适合手术治疗。

94 颈动脉超声示颈内动脉狭窄70%～99%，无症状者需要做手术吗?

造成颈动脉狭窄的原因有很多，最常见的是动脉粥样硬化斑块形成，其次还有大动脉炎、纤维肌发育不良、颈动脉夹层等。单纯动脉粥样硬化斑块导致的颈动脉狭窄达70%～99%，坚持规范化的内科治疗且无临床脑缺血表现者，可以通过规律性（3～6个月）超声复查随诊观察。如果患者出现与血管狭窄病变相关的临床症状，则应及时救治，并考虑外科手术治疗。关于何时手术？选择何种外科治疗方式？临床医生要针对病变位置、斑块性质、颅内外动脉侧支循环的建立情况，以及全身情况等多个因素，做出综合判断，推荐适合患者的手术方式。

95 颈动脉血管狭窄时，是做支架植入术好，还是内膜切除术好?

颈动脉支架植入术和内膜切除术是治疗颈动脉狭窄的有效方法，2种术式有各自不同的适应证，同时也有各自的优缺点。例如，造成狭窄处的责任斑块是大的强回声斑块且斑块质地相对坚硬者，可能不太适合行颈动脉支架植入术，选择内膜切除术可能更适合。但是，当颈动脉狭窄位置较高超出手术切除斑块的可及范围时，选择支架植入术可能更适合。因此，当血管狭窄需要手术干预时采取何种治疗方式，不但需要血管超声的术前全面评估，而且需要临床医生结合患者病情、其他相关影像学及实验室检查结果来综合判断。

96 颈动脉支架植入术后血管还会再狭窄吗?

颈动脉支架植入术是治疗颈动脉狭窄的主要外科方法之一，植入颈动脉支架后，颈动脉与脑血流会较术前明显改善，但并不意味着这是一劳永逸的办法。在植入支架后，如果患者不积极配合危险因素的治疗或控制，仍有可能出现支架植入术后再狭窄。因此，植入颈动脉支架后，患者应遵医嘱按时服用抗血小板药物、降血脂药物，并及时戒烟、限酒，监测血压、血脂、血糖等多项指标，定期行血管超声检查，随诊支架的通畅性。

97 颈动脉内膜切除术或支架植入术后是否可以继续吸烟?

无论是颈动脉内膜切除术后，还是支架植入术后，都存在再狭窄的可能。因此，术后对危险因素的控制至关重要。吸烟不只是颈动脉狭窄的重要危险因素之一，更是导致内膜切除术或支架植入术后再狭窄的重要危险因素之一。因此，患者手术后应及时戒烟，将有助于防止颈动脉狭窄术后再狭窄，也可减缓除手术部位以外其他部位动脉的粥样硬化进程。

98 颈动脉内膜切除术或支架植入术后应何时复查？为什么需要复查？

颈动脉内膜切除术或支架植入术是治疗颈动脉粥样硬化狭窄的有效手术方式。通过脑颈动脉超声随诊复查，可以直接评估手术后血管结构的恢复和脑血流的改善情况，是临床随访观察的主要手段。规范的随访时间应在术后1周内，术后3个月、6个月、12个月各1次，以后每年1次。

无论是颈动脉内膜切除术或支架植入术，患者术后都可能发生再狭窄。此外，极少数支架植入术后的患者，因各种原因可能发生支架移位、弹性回缩、支架内血栓形成、支架断裂变形或塌陷，导致血管再狭窄或闭塞。因此，术后定期规范行脑颈血管超声检查对患者和临床医生随诊都很重要。

99 颈动脉内膜切除术或支架植入术后，复查超声提示再狭窄的患者应该怎么办？

首先，要看再狭窄的程度是否导致患者出现相关临床症状。①对于轻度再狭窄（血管狭窄程度＜50%）、中度再狭窄（血管狭窄程度50%～69%）的无症状患者，可定期随诊，调整用药，6个月或12个月复查1次脑颈血管超声，观察病变进展情况。②对于重度再狭窄（血管狭窄程度≥70%）的患者，若没有临床症状，可规范进行药物治疗，密切观察病变进展情况（6个月复诊1次）。重度再狭窄并出现相关脑缺血症状者，虽然经过规范的药物治疗，也应尽早到临床外科或介入科就诊，寻求进一步的治疗方案。

100 超声检查发现颈动脉夹层者需要多久复查一次？能恢复吗？

颈动脉夹层或椎动脉夹层是近年来年轻人发生脑卒中的重要原因之一，与颈部疲劳和损伤密切相关，因发生部位、累及范围及起病缓急不同而出现不同的临床表现。若夹层病变及时得到确诊、累及范围小、起病缓慢，则患者在接受规范化的药物治疗后能够较快恢复，症状得到改善或完全消失。相反，若颈动脉或椎动脉夹层起病急、累及范围广，则患者病情凶险，特别是继发脑卒中者，应尽快到有救治能力的医院诊治。通过及时治疗，大部分颈动脉夹层患者3～6个月病情趋于稳定，脑血流得到改善或恢复。建议上述患者应接受规范随访，于发病后1个月、3个月、6个月、12个月定期进行超声检查和临床复诊。